AF392963

MÉMOIRE

SUR LES

RAVAGES DE LA MORVE,

DANS LE

DÉPARTEMENT DE LA SOMME,

Par M. Amable DUBOIS.

———————⊶∘⊷———————

Messieurs,

Tout ce qui intéresse la richesse du département, tout ce qui se rattache aux progrès de l'agriculture, à la santé de l'homme, est digne de fixer votre attention. C'est pour cela que je crois devoir vous communiquer un rapport que j'ai eu l'occasion de lire, il y a quinze jours, au comice agricole, rapport ayant trait aux ravages que fait la morve dans notre département, et aux dangers qui peuvent naître pour l'homme du contact avec les animaux atteints de cette maladie. Dans ce rapport, j'ai dû presser les faits, réunir seulement les conclusions qu'ils amènent. Il n'eut pas été convenable, à moi médecin, de ne parler que le langage technique de la science à des hommes qui lui sont totalement étrangers. Devant vous, Messieurs, je n'aurais pas eu la même crainte, j'aurais surtout trouvé des confrères habitués à l'étude de la médecine comparée : leurs souvenirs suppléeront facilement à tout ce que j'ai dû supprimer. Voici ce rapport.

MESSIEURS,

Dans quelques unes de vos dernières séances, votre attention a été appelée sur un objet important, sur la propagation de la morve dans le département de la Somme, et probablement dans les départements circonvoisins. Vous avez entendu l'un de vos membres se plaindre que l'an dernier, des chevaux du régiment de dragons, en garnison à Amiens, avaient été envoyés en cantonnement à Corbie ; que la plupart étaient atteints de la morve, et que cependant aucune précaution n'était prise pour empêcher la communication du mal aux chevaux du pays. Un autre membre vous a révélé qu'un commissionnaire de roulage d'Amiens avait été obligé d'abattre dix chevaux de son écurie, et qu'il était à sa connaissance que presque toutes les écuries où séjournent les chevaux de rouliers entre Amiens et Arras, étaient infectées par le virus de la morve. Les deux médecins-vétérinaires de votre ville vous ont dit que depuis un an la morve s'était prodigieusement accrue, et de deux notes qu'ils ont rédigées et que je dépose sur le bureau, il résulte que dans les derniers mois de 1840, cinquante-et-un chevaux morveux ont été abattus par leurs soins, soit dans les environs d'Amiens, soit dans la ville même. Et dans ces notes, ils n'ont pas tout dit : ils nous racontaient, il y a quelques heures, qu'à Querrieux, 35 chevaux, et 18 à Albert, avaient été abattus depuis trois mois pour cause de morve. Ajoutez à ce nombre tous ceux dont les propriétaires se défont sans rien dire, et vous serez effrayés des progrès du mal. Un homme habile et bien placé pour le savoir, nous disait aussi que dans les relais de poste, la proportion des chevaux morveux, qui était tout au plus du neuvième il y a douze ans, était maintenant du quart au tiers. Si cette proportion continue de croître, et cela doit arriver, si l'on ne prend des mesures rigoureuses, on peut compter qu'avant peu d'années, le département ne sera peuplé que de chevaux atteints de la morve.

Des faits aussi graves ont éveillé votre sollicitude. Le premier magistrat du département, justement ému de ces révélations auxquelles il assistait, vous a demandé un rapport sur cet objet ; c'est ce rapport que je vous présente au nom de la commission que vous avez nommée dans votre séance du 30 janvier dernier.

Il ne faut pas vous le dissimuler, Messieurs, si l'on ne se hâte, le mal menace de devenir irréparable. Cela tient à ce que depuis trente ans environ, une doctrine funeste s'est fait jour dans la médecine vétérinaire. Elle a surtout été préconisée par les médecins vétérinaires attachés à nos régiments de cavalerie : c'est la doctrine de la non contagion de la morve. En vain tous les anciens auteurs, tous ceux qui ont créé chez nous la science vétérinaire, étaient d'accord sur l'existence de cette contagion, tous les faits réunis par une longue et sage expérience furent regardés comme non avenus, tous furent dédaignés, et l'on proclama hautement que tous les anciens s'étaient trompés, qu'il n'y avait pas le moindre danger à réunir les chevaux sains et les chevaux morveux.

L'expérience vint bientôt donner un démenti formel à cette théorie. On voulut alors distinguer deux espèces de morve, l'une aigüe, contagieuse, l'autre *chronique*, non contagieuse. Celle-ci fut comparée à la phtysie pulmonaire, dite tuberculeuse, qui attaque trop souvent l'espèce humaine.

Cette comparaison aurait dû éclairer les auteurs de cette nouvelle doctrine. En effet, si la phtysie pulmonaire existe quelquefois long-temps sans devenir mortelle, dans d'autres cas elle parcourt en quelques mois, et même en quelques semaines, toutes ses périodes ; mais jamais les médecins n'ont pensé à faire deux maladies distinctes de la phtysie aigüe et de la phtysie chronique.

Et qui oserait affirmer que la phtysie n'était pas contagieuse, lorsque presque tous ceux qui en étaient atteints étaient reçus dans des hôpitaux étroits, malsains, placés sur le cours des rivières ; lorsque les malades étaient entassés pêle-mêle dans des salles basses, sans air, sans soleil, couchés sans linge, sans vêtemens sur une paille infecte ? N'est-ce pas dans de telles circonstances qu'ont été rédigés les réglements qui ont défendu de recevoir les phtysiques dans les hôpitaux ? Et aujourd'hui encore, qui oserait sans crainte revêtir tous les jours les habits d'un phtysique, imprégnés de la sueur fétide qu'ils exhalent ? Qui voudrait déposer sur sa peau dépouillée d'épiderme la matière purulente des crachats d'un pulmonique ? Comparez, Messieurs ;

ne sont-ce pas là cependant les causes ordinaires de la propagation de la morve ?

Je l'avouerai, c'est la médecine humaine qui a fait faire fausse route à l'art vétérinaire. Il y a trente ans que l'illustre Broussais vint proclamer ce grand principe de la médecine actuelle, que l'inflammation était presque la seule cause de toutes nos maladies. Tel est l'esprit de l'homme, qu'il peut rarement rester dans les bornes de la raison. A côté d'une vérité qu'on proclame, surgit presque toujours une erreur qui prend racine dans cette vérité même. Les élèves dépassèrent le maître ; l'inflammation fut pour eux la cause unique de toutes nos affections. Toutes les causes spéciales furent niées par eux, tous les virus proscrits dans leurs livres ; la contagion des dartres, du cancer, de la syphilis, fut déclarée impossible ; la rage elle-même, la rage n'eut plus pour cause un virus particulier ; on ne vit plus en elle qu'une affection nerveuse, produit spontané d'une imagination malade et craintive. L'esprit de corps s'en mêla : M. Broussais était médecin militaire, tous les médecins militaires le reconnurent pour chef ; les vétérinaires de l'armée soumirent à la même impulsion la médecine hippiatrique.

Et chose remarquable ! c'est de la même époque que datent les premiers faits qui constatent le danger de la morve communiquée du cheval à l'homme !

En 1810 et 1811, on parle déjà en Allemagne d'accidens graves, d'abcès, d'ulcères, d'écoulement par les narines, de la mort même survenue après l'inoculation à l'homme du pus formé dans la morve chevaline.

En 1817, un médecin de Dusseldorf émet pour la première fois l'opinion que la morve du cheval peut se communiquer à l'homme avec des symptômes identiques.

En 1821, M. Schilling, de Berlin, démontre la vérité de cette opinion par une observation positive. De 1822 à 1833, cette contagion est constatée en Allemagne, en Italie, à Londres, à Edimbourg.

Malgré cette multiplicité de faits, la vérité ne pénètre point en France. La théorie de la non contagion de la morve de cheval à cheval triomphait, lorsqu'en 1837, le docteur Rayer reçut à la Charité un malade chez lequel il constata l'existence de la morve. Dans un excellent mémoire lu à l'Académie royale de médecine, M. Rayer relata tous les faits antérieurs de morve, bien dûment communiquée du cheval à l'homme. Il montra tous ces accidens survenant chez des palfreniers, des artistes vétérinaires, des élèves, des militaires mis en contact avec des chevaux morveux. Il prouva que dans tous ou presque tous les cas, la maladie s'était terminée par la mort, et que toujours on avait trouvé les mêmes symptômes pendant la vie, les mêmes lésions sur le cadavre. Tantôt par infection, tantôt par inoculation, la morve passait du cheval à l'homme, soit qu'elle fût aigüe, soit qu'elle fût chronique. Le farcin lui-même qui, s'il n'est pas identique a la morve, paraît lui tenir de si près, le farcin fut retrouvé sur l'homme sous ses deux formes, aigüe et chronique.

La lecture de ce mémoire excita de vifs débats au sein de l'Académie de médecine. Des vétérinaires nièrent l'identité des deux affections, attendu que les symptômes étaient plus graves, les lésions beaucoup plus étendues dans l'espèce humaine : comme si une organisation plus riche en filets nerveux et en vaisseaux sanguins ne rendait pas compte de ces différences ! comme si, d'ailleurs, en repoussant l'identité absolue, ce n'était pas une chose digne de l'attention des hommes de l'art, et surtout des administrateurs, qu'une affection toujours mortelle communiquée à l'homme par les chevaux morveux.

Les opposans disaient encore qu'avant de vouloir démontrer la contagion de la morve du cheval à l'homme, il fallait la démontrer chez les chevaux eux-mêmes ; que celle-ci étant niée, l'autre n'était pas probable.

Une réponse décisive leur fut donnée. Le pus pris sur des hommes qu'on disait atteints du farcin ou de la morve, inoculé à des chevaux et à des ânes, leur donna la morve et le farcin. Donc les hommes étaient bien réellement atteints de ces deux affections ; donc ils les avaient bien prises par le contact des chevaux qui en étaient malades ; donc le farcin et la morve étaient contagieux du cheval à l'homme, et à plus forte raison du cheval au cheval.

Dès que l'attention des médecins fut portée sur ce point, les faits arrivèrent de toutes parts. MM. Roux, Breschet, Adelon, Husson et beaucoup d'autres, de 1837 à 1840, donnèrent des soins à des hommes atteints de la morve, tantôt aigue, tantôt chronique, avec ou sans farcin, éclatant toujours chez des hommes exposés au contact d'animaux morveux ou farcineux. L'opposition dût se taire devant cette unanimité des faits. Bientôt même le directeur de l'école d'Alfort, d'abord anti-contagioniste, constata cette contagion, non pas seulement sur l'homme, mais sur des moutons. On expérimenta sur d'autres animaux avec plus ou moins de succès ; mais maintenant peu de séances de l'académie de médecine se passent sans que des faits nouveaux ne viennent confirmer la doctrine de la contagion.

Ainsi la morve aigue, quelle que soit la forme qu'elle revête, soit pustuleuse, soit gangrèneuse, soit pustuleuse et gangrèneuse en même temps, se communique dans l'espèce chevaline, tantôt par infection, tantôt par inoculation : toujours elle cause la mort.

La morve chronique, plus lente dans sa marche, quelquefois s'alliant à l'apparence de la santé, finit toujours par produire la mort. Sa contagion moins évidente, n'est pas moins réelle : souvent la forme aigue succède à la forme chronique. Alors la mort est plus prompte et la contagion plus active.

Le farcin aigu accompagne presque toujours la morve, mais il peut exister sans elle. Dans l'un et l'autre cas, il est mortel et toujours contagieux.

Le farcin chronique peut guérir ; mais le plus souvent il se complique bientôt de morve chronique, et si la forme aigue se déclare, la mort est inévitable. Le farcin chronique est au moins suspect de contagion.

La contagion s'opère par inoculation ou par infection : par inoculation, lorsque le pus des ulcérations ou la matière du jettage sont mis en contact, soit avec la peau ulcérée, soit avec la membrane muqueuse de la bouche, du nez, de l'œil ou des parties génitales. Ce pus, ou la matière du jettage, se collent aux murs, aux rateliers, aux auges, aux harnais, à la litière, etc., et reproduisent la maladie.

Par infection, lorsque plusieurs chevaux morveux sont réunis dans la même écurie, ou lorsqu'un seul cheval malade se trouve dans une écurie basse, humide, sans air, sans propreté.

Par l'inoculation, la contagion est à peu près inévitable; par l'infection, elle peut échouer : il faut sans doute admettre dans quelques cas la nécessité d'une prédisposition. Alors la morve paraît se rapprocher des virus qui attaquent l'homme. Ainsi la teigne, les dartres, le cancer ne se communiquent pas toujours; ainsi la variole se propage presque inévitablement par inoculation; elle épargne quelques individus dans les cas d'infection. Ainsi la syphilis n'atteint pas tous les individus qui s'y exposent; et dans un autre ordre de faits, c'est ainsi que le choléra asiatique, ordinairement non contagieux, l'est devenu quelquefois dans certaines rues, dans certaines maisons, tant la nature se joue de nos prévisions, de notre science ! Tant elle semble se complaire par ses caprices à rendre inutiles nos efforts pour arracher le voile qui recouvre ses mystères !

Toutes les propositions énoncées ci-dessus auraient pu être appuyées des paroles de tous les maîtres de l'art, et surtout de faits nombreux et décisifs : j'ai cru devoir ne vous donner que les résultats de mes consciencieuses recherches.

Votre commission conclut que les chevaux morveux doivent être abattus promptement, s'ils ont la morve aigue; si elle est chronique, aussitôt que le mal est irrévocablement constaté ; qu'il doit en être de même des animaux atteints du farcin aigu.

2.º Que les chevaux suspects de morve chronique ou atteints de farcin chronique, doivent être sévèrement séquestrés et tenus loin du contact des autres animaux, dans une écurie isolée, saine, sèche, bien aérée ; qu'on doit les éloigner des abreuvoirs publics et des prairies où paissent des animaux non malades.

3.º Que tous les harnais qui ont servi aux chevaux abattus doivent être détruits ou désinfectés avec le plus grand soin ; que les couvertures, les brosses, étrilles et autres ustensiles, doivent être détruits ou désinfectés, mais qu'ils ne doivent jamais servir en même temps à un animal sain et à un animal même seulement suspect.

La commission vous propose en même temps de demander à M. le Préfet :

1.º Que MM. les maires soient invités à signaler sur le champ la présence dans leur commune d'un cheval atteint ou suspect d'être atteint de morve ou de farcin.

2.º Que les vétérinaires soient chargés de visiter aussitôt ces animaux et tous ceux de la même commune, de faire abattre instantanément ou séparer ceux qu'ils croiraient devoir être isolés ou abattus ; de faire brûler ou désinfecter en leur présence les harnais ou ustensiles qui auraient servi aux chevaux abattus ; de désinfecter par tous les moyens indiqués les écuries où auraient séjourné, même pendant quelques heures seulement, les animaux abattus ou des animaux suspects, lorsque dans ces derniers cas, ces écuries doivent recevoir de nouveaux habitants.

La commission pense encore qu'il serait urgent de faire procéder à une visite générale dans tout le département, notamment chez les commissionnaires de roulage, dans les auberges de rouliers, etc.; de ne point souffrir que les chevaux de la garnison soient envoyés en cantonnement sans qu'ils aient été préalablement visités par les vétérinaires de la ville, conjointement avec les médecins-vétérinaires du régiment.

De ne point tolérer la vente des chevaux de réforme, sans une même visite préalable.

De défendre expressément de mettre coucher des hommes dans toute écurie où seraient des chevaux atteints de morve et de farcin, ou même soupçonnés d'en être atteints.

Enfin la commission vous propose encore de prier M. le Préfet de s'entendre avec MM. ses collègues des départemens circonvoisins pour que les mêmes mesures y soient adoptées et exécutées en quelque sorte simultanément.

Telles sont, Messieurs, les mesures que nous croyons devoir vous proposer ; et, nous ne craignons pas de le dire, la moindre hésitation, le moindre retard, peuvent être funestes. Le mal est immense, il faut des moyens énergiques pour l'arrêter, et ce ne sera point trop de l'action simultanée de tous ceux que nous avons indiqués, pour borner les ravages qu'une erreur fatale, et l'incurie qu'elle a produite, ont fait éclater dans tout le département.

Amiens, imp. de Duval et Herment, place Périgord, 1.

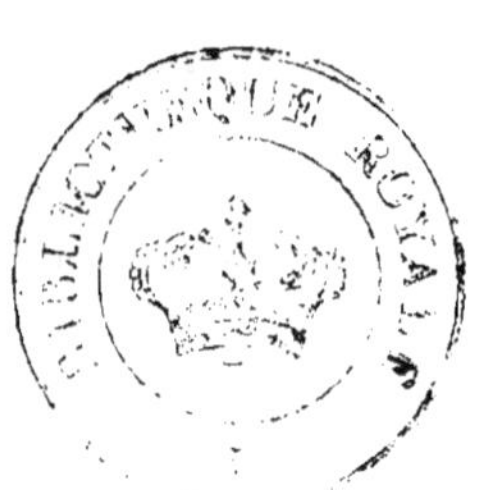